40 Rezepte für die Phase, wenn du gerade mit dem Rauchen aufgehört hast:

Kontrolliere dein Rückfallrisiko mit der richtigen Ernährung und einer gesunden Diät

Von

Joe Correa CSN

COPYRIGHT

DANKSAGUNG

Dieses Buch ist meinen Freunden und meiner Familie gewidmet, die leichtere oder ernstere Krankheiten hatten. Sie sollen eine Lösung für Ihre Probleme finden und die erforderlichen Veränderungen in Ihrem Leben einleiten

40 Rezepte für die Phase, wenn du gerade mit dem Rauchen aufgehört hast:

Kontrolliere dein Rückfallrisiko mit der richtigen Ernährung und einer gesunden Diät

Von

Joe Correa CSN

INHALT

ÜBER DEN AUTOR

Nach Jahren der Nachforschung glaube ich ernsthaft an die positiven Auswirkungen, die Ernährung auf Körper und Geist haben kann. Mein Wissen und meine Erfahrung hat mir geholfen, gesünder über die Jahre zu kommen und an meine Familie und Freunde weiterzugeben. Je mehr du über gesundes Essen und Trinken weißt, desto schneller willst du deine Lebens- und Essensgewohnheiten ändern.

Ernährung ist ein wichtiger Bestandteil von einem gesunden und langen Leben. Also fang heute damit an. Der erste Schritt ist immer der wichtigste und bedeutendste.

EINLEITUNG

40 Rezepte für die Phase, wenn du gerade mit dem Rauchen aufgehört hast: Kontrolliere dein Rückfallrisiko mit der richtigen Ernährung und einer gesunden Diät

Von Joe Correa CSN

Es gibt viele veröffentlichte Studien, die zeigen, wie Rauchen unsere körperliche und mentale Gesundheit beeinträchtigt. Nervosität, Kopfschmerzen, Hunger und Konzentrationsschwäche sind nur einige der Symptome.

Mit dem Rauchen aufzuhören ist vermutlich eine der besten Entscheidungen deines Lebens. Sei dir bewusst, dass der durch Rauchen verursachte Schaden der beste Grund überhaupt ist, um diese lebensbejahende Entscheidung zu treffen. Der Schlüssel liegt nicht nur in deinem Kopf und darin, wie stark du diesen Entschluss fasst, das wegzuwerfen, was uns schadet und ein längeres und gesünderes Leben zu leben.

Nichtsdestotrotz ist ein wichtiger Punkt, der oftmals mit diesem Problem in Verbindung gebracht wird: „Wenn du mit dem Rauchen aufhörst, wirst du vermutlich an Gewicht gewinnen!" Das Problem besteht darin, dass alle Raucher es gewohnt sind, etwas in ihren Händen und dem Mund zu haben. Wenn sie aber mit dem Rauchen aufhören, wenden sie sich ungesunden Snacks zu, um ihre Hände und den Mund zu beschäftigen. Diese Gewohnheit führt logischerweise dazu, dass man zunimmt, aber es hat nichts mit dem Rauchen zu tun.

Essensgelüste steigern sich vor allem in den ersten Wochen nach dem Ende. Das ist eine harte Zeit, wenn du deinen Körper austricksen und diese Gefühle bekämpfen musst.

Essensgelüste sind kein Geheimnis. Ärzte und Ernährungswissenschaftler stimmen darin überein, dass die Art an Nahrungsmitteln, die du zu dir nimmst, über die Ausmaße dieser Gelüste entscheidet. Vollkornprodukte, gesunde Lebensmittel voller Früchte, Gemüse, Nüsse und Körner senken das Auftreten der Essensgelüste. Gesunde Kohlenhydrate voller Ballaststoffe und natürlichem Zucker halten deinen Glukosespiegel im Gleichgewicht und kontrollieren deinen Appetit.

Dieses Buch bietet dir genau das! Mit den zahlreichen gesunden Rezepten wirst du deine Essensgelüste in den Griff bekommen und deinen Organismus im Gleichgewicht halten. Rezepte wie „Gersten Porridge" oder „Über Nacht eingelegte Haferflocken mit grünem Apfel und Rosinen" stecken voller wertvoller Ballaststoffe und sind der perfekte Beginn eines neuen, gesunden und rauchfreien Tages.

Ich habe einige erstaunlich nahrhafte Zutaten kombiniert und zwar auf eine köstliche Art und Weise. Wenn du einmal „Rindereintopf mit Oliven" oder „Südlicher Lammtopf" probiert hast, wirst du dieses Rezept über Jahre hinweg zubereiten. Sie sind leicht, extrem gesund und einfach zuzubereiten.

Wenn du diese Rezepte zubereitest, bist du fast an dem Punkt, an dem gesundheitliche Probleme, Mundgeruch und Atemprobleme deiner Vergangenheit angehören. Du hast mit dem Rauchen aufgehört! Und ich würde gerne die Gelegenheit nutzen, dir zu gratulieren. Du gehörst zu einigen der wenigen Menschen, die einen starken Willen haben! Du solltest stolz auf dich sein! Mein Buch hilft dir dabei, deine Gesundheit im Ganzen zu verbessern und deinem Körper das zu geben, was er benötigt um die Gelüste zu besiegen.

40 Rezepte für die Phase, wenn du gerade mit dem Rauchen aufgehört hast: Kontrolliere dein Rückfallrisiko mit der richtigen Ernährung und einer gesunden Diät

1. Cremige Avocado und Leinsamen Haferflocken

Zutaten:

½ Avocado, geschält

1 große Kiwi, geschält und in Scheiben

2 Tassen fettreduzierte Milch

½ Tasse Haferflocken

1 EL Leinsamen

Zubereitung:

Gib die Haferflocken in eine Schüssel. Füge eine Tasse Milch bei und stelle sie zur Seite, damit sie zehn Minuten ziehen können.

Gib in der Zwischenzeit Kiwi, Avocado und die restliche Tasse Milch in eine Küchenmaschine. Vermische alles.

Gib die Zutaten in eine Schüssel und rühre die Haferflocken ein. Bestreue mit Leinsamen und serviere.

Dieses Rezept kann auch zubereitet werden, indem du die Haferflocken über Nacht einwirken lässt. Stelle sie dann über Nacht in den Kühlschrank. Serviere kalt.

Nährwertangabe pro Portion: Kcal: 420, Protein: 13,5g, Kohlenhydrate: 64,2g, Fette: 21,5g

2.   Gersten Porridge

Zutaten:

½ Tasse Gerste, gekocht

1 Tasse Mandelmilch

1 EL Honig

Eine Handvoll frische Datteln, fein gewürfelt

1 EL frischer Zitronensaft

1 EL Mandeln, fein gewürfelt

Zubereitung:

Lass die Gerste über Nacht einweichen. Tropfe sie ab und lege sie in einen tiefen Topf. Gib etwa zwei Tassen Wasser hinzu und bringe sie zum Kochen. Koche sie etwa 15 Minuten bei mittlerer Hitze. Nimm den Topf vom Herd, gieße das Wasser ab und lass den Inhalt abkühlen.

Gib alles in eine Küchenmaschine. Füge frische Datteln bei und mische alles gut.

Gib alles in eine Schüssel, rühre die Mandelmilch, sowie einen Esslöffel Zitronensaft unter und garniere mit fein gehackten Mandeln. Gib einen Teelöffel Honig dazu und serviere.

Nährwertangabe pro Portion: Kcal: 172, Protein: 15,5g, Kohlenhydrate: 48,8g, Fette: 1,2g

3.   Griechischer Joghurt mit Cranberries

Zutaten:

1 ½ Tasse Griechischer Joghurt

1 große Banane

¼ Tasse Cranberries

1 TL Vanillezucker

1 EL Honig

Zubereitung:

Schäle und würfle die Banane grob. Zerdrücke sie mit einer Gabel und gib sie in eine Küchenmaschine. Füge Griechischer Joghurt, Vanillezucker und Honig bei. Vermenge alles und gib den Inhalt in eine Schüssel.

Rühre die Cranberries unter und serviere.

Nährwertangabe pro Portion: Kcal: 199, Protein: 17g, Kohlenhydrate: 31,2g, Fette: 8,6g

4. Über Nacht eingelegte Haferflocken mit grünem Apfel und Rosinen

Zutaten:

4 EL Haferflocken

1 EL Rosinen

1 Tasse fettreduzierte Milch

1 kleiner grüner Apfel, geschält und gewürfelt

1 EL Honig

Zubereitung:

Vermenge in einer mittelgroßen Schüssel Haferflocken mit Milch. Rühre den Honig unter und stelle die Mischung über Nacht in den Kühlschrank.

Rühre einen Esslöffel Rosinen ein und garniere vor dem Servieren mit gewürfeltem Apfel.

Du kannst außerdem etwa ½ TL Zimt zugeben, wenn du möchtest.

Nährwertangabe pro Portion: Kcal: 322, Protein: 7,3g, Kohlenhydrate: 60,6g, Fette: 8,1g

5. Matcha-Bananen-Pudding

Zutaten:

2 große Bananen, geschält und gewürfelt

1 ½ TL Matcha

1 Tasse Griechischer Joghurt (kann auch durch Mandeljoghurt ersetzt werden)

2 EL Honig

2 EL frisch gepresster Zitronensaft

Zubereitung:

Vermenge die Zutaten in einer Küchenmaschine und mische alles 30 Sekunden.

Gib die Mischung in eine Schüssel und stelle sie über Nacht in den Kühlschrank.

Serviere kalt.

Nährwertangabe pro Portion: Kcal: 195, Protein: 3,6g, Kohlenhydrate: 39,5g, Fette: 3,6g

6.   Warme Gerstenmüsli mit Erdbeeren

Zutaten:

1 Tasse schnell kochende Gerste

3 Tassen fettreduzierte Milch

1 EL gemahlene Leinsamen

¼ TL Salz

¼ Tasse Erdbeermarmelade

4-5 frische Erdbeeren, in Scheiben

1 EL Mandeln, gewürfelt

Zubereitung:

Verrühre in einer Bratpfanne die schnell kochende Gerste, fettreduzierte Milch, einen Esslöffel gemahlene Leinsamen und Salz. Bringe sie zum Kochen und drehe die Hitze auf mittlere Stufe ab. Lass alles 10 Minuten köcheln. Nimm den Topf vom Herd und lass den Inhalt abkühlen.

Rühre die Erdbeermarmelade und Mandeln ein. Garniere mit frischen Erdbeeren und serviere.

Nährwertangabe pro Portion: Kcal: 122, Protein: 2,5g, Kohlenhydrate: 26,7g, Fette: 1,.8g

7.   Cremige, gebackte Zucchini mit Thymian

Zutaten:

1 mittelgroße Zucchini, in 1 cm dicke Scheiben

2 große Tomaten, in 1 cm dicke Scheiben

1 große rote Paprika, in 1 cm dicke Scheiben

5 EL Griechischer Joghurt

1 Knoblauchzehe, zermahlen

1 TL getrockneter Thymian

3 ganze Eier

3 EL Vollmilch

1 ½ EL Parmesan, gerieben

½ TL Salz

¼ TL Pfeffer

3 EL Olivenöl

Zubereitung:

Heize den Backofen auf 170°C vor.

Fette eine rechteckige Auflaufform (23x33 cm groß) mit Olivenöl ein und stelle sie zur Seite.

Verrühre in einer kleinen Schüssel griechischer Joghurt, zermahlenen Knoblauch und Parmesan.

Vermenge in einer zweiten Schüssel Eier, Milch, und getrockneten Thymian.

Lege dann die Zucchini in die Auflaufform. Gib eine zweite Schicht Tomaten darauf und dann rote Paprika. Verteile den griechischen Joghurt darüber und backe alles 30 Minuten.

Nimm die Form aus dem Backofen und verteile mit einem Küchenpinsel die Eiermischung vorsichtig darüber.

Gib die Form für weitere 3 Minuten in den Ofen und serviere.

Nährwertangabe pro Portion: Kcal: 150, Protein: 7,9g, Kohlenhydrate: 7,3g, Fette: 12,2g

8.   Warme Muschel-Risotto mit Rosmarin

Zutaten:

1 Tasse Reis

200g Muscheln

1 kleine Zwiebel, fein gewürfelt

1 Knoblauchzehe, zermahlen

1 EL getrockneter Rosmarin, fein gewürfelt

¼ Tasse Salzkapern

1 TL Chilipfeffer, gemahlen

½ TL Salz

3 EL Olivenöl

4 gesalzene Anchovis

Zubereitung:

Gib den Reis in einen tiefen Kochtopf. Füge drei Tassen Wasser bei und bringe sie zum Kochen. Koche alles 15 Minuten, rühre dabei gelegentlich um.

Erhitze das Olivenöl bei mittlerer Stufe. Gib fein gewürfelte Zwiebel und Knoblauch dazu. Brate sie an, bis sie glasig sind. Füge dann die Muscheln, Rosmarin, Chilipfeffer und Salz dazu. Brate alles weitere 7-10 Minuten an. Nimm den Topf vom Herd und vermenge den Inhalt mit Reis.

Gib Kapern dazu, garniere mit Anchovis und mische alles.

Serviere!

Nährwertangabe pro Portion: Kcal: 187 Protein: 4g, Kohlenhydrate: 39g, Fette: 17g

9.   Kaltes Tomaten- Couscous

Zutaten:

140g Couscous

3 EL Tomatensauce

3 EL Zitronensaft

1 kleine Zwiebel, gewürfelt

1 Tasse Gemüsebrühe

½ kleine Gurke, in Scheiben

½ kleine Karotte, in Scheiben

¼ TL Chilipulver

¼ TL Salz

¼ TL schwarzer Pfeffer

3 EL Olivenöl

½ Tasse frische Petersilie, gehackt

Zubereitung:

Gib zuerst den Couscous in eine große Schüssel. Erhitze die Gemüsebrühe und rühre vorsichtig den Couscous ein. Lass ihn 10 Minuten köcheln, bis er die Flüssigkeit aufgenommen hat. Lege den Deckel auf den Topf und stelle ihn zur Seite. Rühre von Zeit zu Zeit um, um den Einweichungsprozess zu beschleunigen und löse die Klumpen auf.

Erhitze in der Zwischenzeit Olivenöl in einer Bratpfanne und gib die Tomatensauce dazu. Füge die gewürfelte Zwiebel bei und brate sie, bis sie glasig ist. Stelle alles zur Seite und lass es einige Minuten abkühlen.

Gib die ölige Tomatensauce zum Couscous und rühre gut. Würze mit Zitronensaft, gewürfelter Petersilie, Chilipulver, Salz und Pfeffer und rühre nochmals um

Serviere mit den Gurken-, Karottenscheiben und Petersilie.

Nährwertangabe pro Portion: Kcal: 261, Protein: 8,2g, Kohlenhydrate: 38,8g, Fette: 7,4g

10. Mageres Rindfleisch und Aubergineneintopf

Zutaten:

200g mageres Rindfleisch, in mundgerechte Stücke geschnitten

1 Aubergine, in Scheiben

1 mittelgroße Zwiebel, geschält und gewürfelt

2 große, frische Tomaten, grob gewürfelt

1 große Kartoffel, gewürfelt

500g grüne Bohnen

100g Kohl, geputzt

1 mittelgroße Chilipfeffer

2 Stangen Sellerie

3 EL Olivenöl

1 EL Rotweinessig

Salz zum Würzen

1 TL Zucker

½ EL Basilikum, getrocknet

Zubereitung:

Würfle die Auberginen in mundgerechte Stücke und würze mit etwas Salz. Lass sie etwa 5 Minuten ruhen und spüle sie gut ab.

Erhitze in der Zwischenzeit das Olivenöl bei mittlerer Hitze. Gib die Zwiebeln dazu und brate sie 2-3 Minuten. Füge Sellerie, Basilikum, Zucker, Salz, Essig und Tomaten bei. Koche alles weitere 2 Minuten.

Gib die Mischung sowie die restlichen Zutaten in einen tiefen Topf. Füge etwa eine Tasse Wasser bei und koche alles etwa 20 Minuten bei hoher Stufe.

Nährwertangabe pro Portion: Kcal: 198 Protein: 38g, Kohlenhydrate: 27g, Fette: 19g

11.   Cremiger Joghurt-Wraps mit reifen Tomaten

Zutaten:

230g Hühnerbrust, ohne Knochen und Haut, in mundgerechte Stücke geschnitten

½ mittelgroße Paprika, fein gewürfelt

½ Tasse rote Bohnen, gekocht

3 große reife Tomaten, grob gewürfelt

3 EL natives Olivenöl extra

½ TL getrockneter Oregano

1 TL Zucker

1 TL gemahlener Kümmel

¼ Tasse frische Petersilie, fein gewürfelt

½ Gurke, in Scheiben

1 Tasse dicker Joghurt

4 runde Tortillas (du kannst auch Pitabrot verwenden)

Zubereitung:

Erhitze das Olivenöl in einer mittelgroßen Bratpfanne bei mittlerer Hitze. Gib die gewürfelte Tomate dazu und brate sie etwa fünf Minuten, bis die Flüssigkeit verdampft ist. Füge danach Oregano, Kümmel und Zucker bei. Vermische alles, lege den Deckel auf die Pfanne und stelle sie zur Seite.

Erhitze in der Zwischenzeit etwas Olivenöl. Gib das gewürfelte Hühnchen dazu und brate es zehn Minuten an. Wende dabei gelegentlich.

Verteile einige Spritzer Wasser auf jede Tortilla und erwärme sie in einer Mikrowelle. Wenn du Pitabrot verwendet, wärme es nur kurz auf.

Verteile die Tomatenmischung über jede Tortilla und lege die Gurkenscheiben, das gewürfelte Fleisch, Paprika und rote Bohnen darauf. Garniere mit Joghurt und Petersilie. Serviere!

Nährwertangabe pro Portion: Kcal: 270, Protein: 39g, Kohlenhydrate: 31g, Fette: 13g

12. Süßkartoffel-Küchlein mit Feigenmarmelade

Zutaten:

450g Süßkartoffel, geschält

230g Haushaltsmehl plus 110g mehr für den Teig

55g Weizengrütze

1 Eigelb

55g Butter, geschmolzen

1 TL Salz

Füllung:

230g ungesüßte Feigenmarmelade

110g Butter

1kg Brotkrumen

Andere:

Puderzucker

Zubereitung:

Schäle vorsichtig die Süßkartoffel und schneide sie in 1 cm dicke Scheiben. Lege sie in einen tiefen Kochtopf und gib genügend Wasser hinzu, um sie zu bedecken. Bringe sie zum Kochen und koche sie, bis sie weich sind. Das sollte etwa fünf Minuten dauern, weil die Süßkartoffel nicht so lange dafür braucht.

Nimm den Topf vom Herd und gieße das Wasser ab. Zerdrücke sie zu einem Püree. Du kannst auch eine Küchenmaschine dazu nutzen, um Zeit zu sparen. Gib das Püree in eine Schüssel. Gib 230g Mehl, Weizengrütze, Eigelb, Salz und Butter. Wenn du eine Küchenmaschine verwendest, vereinfacht das den ganzen Prozess. Wenn nicht, zerdrücke sie mit einer Gabel und bereite damit einen geschmeidigen Teig zu.

Rolle den Teig aus, bis er ungefähr 1-2 cm dick ist. Schneide ihn in 2 cm breite Quadrate. Bestreiche sie mit jeweils einem Teelöffel Feigenmarmelade, lege ein zweites Quadrat darauf und presse die Ränder leicht zusammen.

Gib die Küchlein in eine tiefe Pfanne und bedecke sie mit ausreichend Wasser. Koche sie 15 Minuten bei mittlerer Hitze. Nimm den Topf vom Herd und gieße das Wasser ab. Lass sie auskühlen.

Schmelze in der Zwischenzeit in einer großen Bratpfanne die Butter. Gib die Brotkrumen dazu und brate sie kurz 2-3 Minuten an.

Streue die Brotkrumen über die Küchlein und bestreue mit etwas Puderzucker.

Serviere.

Nährwertangabe pro Portion: Kcal: 182, Protein: 1,5g, Kohlenhydrate: 27,5g, Fette: 8,4g

13.   Gegartes Ingwer-Huhn

Zutaten:

1kg Hühnerschenkel (Haut und Knochen nicht entfernen)

1 Esslöffel Chilipulver

Frischer Basilikum

Schwarzer Pfeffer, frisch gemahlen

Meersalz

475ml Kokoswasser

1 Esslöffel geraspelter, frischer Ingwer

1 Esslöffel Koriandersamen

8 geschälte und leicht zerdrückte Knoblauchzehen

Zubereitung:

Gib die Hühnchenschenkel zusammen mit dem Knoblauch in einen Dampfgarer. Füge die restlichen Gewürze bei, verteile sie dazu gleichmäßig über das Huhn. Verteile das Kokoswasser ebenfalls auf die Schenkel und bestreue mit frischem Basilikum. Schließe den Dampfgarer und stelle die Hitze auf niedrigste Stufe ein. Du musst die Schenkel 3 bis 4 Stunden garen, bevor sie zart genug sind. Die

Flüssigkeit verleiht dem Ingwer-Huhn sein einzigartiges Aroma.

Nährwertangabe pro Portion: Kcal: 301 Protein: 33,2g, Kohlenhydrate: 3,2g, Fette: 15,4g

14.   Südlicher Lammtopf

Zutaten:

1,5kg Lammkoteletts

10 getrocknete Chilis

1 ½ TL Salz

4 japanische Chilischoten

1 EL gemahlener Kümmel

3 Tassen Wasser

1 geviertelte große, gelbe Zwiebel

5 zermahlene Knoblauchzehen

Zubereitung:

Schneide mit einem scharfen Messer jede Chilischote länglich auf. Entferne dann Kerne und den Stamm der Schote vorsichtig. Gib die Chilischoten in einen kleinen Kochtopf. Würze sie mit allen Zutaten, mit Knoblauch und Zwiebel. Gib danach 3 Tassen Wasser dazu. Drehe die Hitze auf höchste Stufe und bringe die Mischung zum Kochen. Sobald sie aufgekocht ist, lass sie 10 Minuten abkühlen.

Nimm 2 Tassen der Mischung aus dem Topf zusammen mit Knoblauch, Zwiebel und Chilischoten und gib sie in einen Mixer. Püriere die Mischung, bis sie vollkommen geschmeidig ist Nimm die Lammkoteletts und lege sie in einen Topf. Verteile die Mischung aus dem Mixer über die Koteletts, drehe die Hitze auf mittlerer Stufe und lass alles etwa 1 Stunde kochen. Rühre die Sauce immer wieder und schneide die Koteletts vor dem Servieren klein.

Nährwertangabe pro Portion: Kcal: 135 Protein: 15,62g, Kohlenhydrate: 5g, Fette: 8,31g

15.   Wildlachs-Salat

Zutaten:

2 mittelgroße Gurken, in Scheiben

Eine Handvoll Eisbergsalat, geputzt

¼ Tasse süßer Mais

1 große Tomate, grob gewürfelt

230g geräucherter Wildlachs, in Scheiben

4 EL frisch gepresster Orangensalat

Dressing:

1 ¼ Tasse flüssiger Joghurt, 2% Fett

¼ Tasse fettfreie Mayonnaise

1 EL frische Minze, fein gehackt

2 Knoblauchzehen, zermahlen

1 EL Sesamkerne

Zubereitung:

Vermenge das Gemüse in einer großen Schüssel. Beträufle mit Orangensalat und garniere mit Lachsstücken. Stelle die Schüssel zur Seite.

Vermenge in einer anderen Schüssel Joghurt, Mayonnaise, Minze, zermahlener Knoblauch und Sesamkerne.

Träufle das Dressing über den Salat und vermische alles. Serviere kalt.

Nährwertangabe pro Portion: Kcal: 521, Protein: 32,2g, Kohlenhydrate: 63,5g, Fette: 24,3g

16. Frische italienische Petersilien-Pasta mit Meeresfrüchten

Zutaten:

1 Packung Pasta deiner Wahl

500g gefrorene Meeresfrüchte

4 EL Olivenöl

2 Knoblauchzehen, zermahlen

1 kleine Zwiebel, geschält und fein gewürfelt

½ TL getrockneter Oregano

¼ TL Salz

¼ Tasse Weißwein

Zubereitung:

Bereite die Nudeln nach Packungsanweisung zu. Lass sie gut abtropfen und stelle sie zur Seite.

Erhitze das Olivenöl bei mittlerer Hitze. Gib die Zwiebel und Knoblauch dazu und brate sie einige Minuten an, bis sie glasig sind. Füge dann die Meeresfrüchte, Oregano, Wein und Salz bei. Drehe die Hitze auf niedrige Stufe ab und lass alles köcheln, bis die Meeresfrüchte weich sind.

Teste am Tintenfisch, da er am längsten braucht, um zart zu werden. Drehe die Hitze ab, gib die Nudeln dazu und lege den Deckel darauf. Lass die Pasta 10 Minuten stehen, bevor du sie servierst.

Nährwertangaben: Kcal: 315 Protein: 20g, Kohlenhydrate: 42g, Fette: 8g

17.   Pitabrot mit Gemüseeintopf

Zutaten:

200g mageres Rinderhackfleisch

½ kleine grüne Paprika, fein gewürfelt

½ kleine rote Paprika, fein gewürfelt

1 große Tomate, geschält und gewürfelt

1 kleine Zwiebel, fein gewürfelt

½ Tasse geriebener Gouda

4 EL natives Olivenöl extra

1 TL Cayennepfeffer, gemahlen

1 TL Chilipfeffer, gemahlen

½ TL Salz

1 Pitabrot

Zubereitung:

Heize den Backofen auf 170°C vor.

Erhitze zwei Esslöffel Olivenöl bei mittlerer Hitze. Brate darin die Zwiebel 2 Minuten und gib die fein gewürfelte grüne und rote Paprika dazu. Koche alles eine weitere

Minute und füge das Fleisch bei. Koche zehn Minuten und nimm den Topf vom Herd.

Verteile die Fleischmischung sowie die Tomatenwürfel, den Gouda, Cayennepfeffer, Chilipfeffer und Salz über das Pitabrot. Garniere mit zwei Esslöffel Olivenöl und backe 5 Minuten.

Serviere warm.

Nährwertangabe pro Portion: Kcal: 369, Protein: 30g, Kohlenhydrate: 58g, Fette: 24g

18.   Cannelloni mit Rinderhackfleisch

Zutaten:

1 Packung Cannelloni (1kg)

2 mittelgroße rote Zwiebeln, fein gewürfelt

500g mageres Rinderhackfleisch

½ TL Salz

¼ TL frisch gemahlener schwarzer Pfeffer

3 EL Gemüseöl

Zubereitung:

Erhitze das Gemüseöl bei mittlerer Stufe. Brate die Zwiebeln darin 3 Minuten und gib das Rinderhackfleisch dazu. Brate es gut an und koche es weitere zehn Minuten. Verwende die Mischung, um die Cannelloni zu befüllen.

Gib sie 20 Minuten in den Backofen, bis sie goldbraun sind.

Nährwertangabe pro Portion: Kcal: 417, Protein: 47g, Kohlenhydrate: 43,5g, Fette: 24g

19.   Magerer Frühlingseintopf

Zutaten:

500g Feuer geröstete Tomatenscheiben

4 Hühnerschenkel ohne Haut und Knochen

1 Esslöffel getrocknete Basilikum

240ml Hühnerbrühe

Salz & Pfeffer

120ml Tomatenmark

3 gewürfelte Selleriestangen

3 gewürfelte Karotten

2 Chilipfeffer, fein gewürfelt

2 Esslöffel Olivenöl

1 fein gewürfelte Zwiebel

2 Knoblauchzehen, zermahlen

½ Champignons

Saure Sahne

Zubereitung:

Erhitze das Olivenöl bei mittlerer Temperatur. Füge Sellerie, Zwiebeln und Karotten bei und brate sie 5 bis 10 Minuten an. Gib alles in einen tiefen Topf und füge das Tomatenmark, Basilikum, Knoblauch, Champignons und Gewürze bei. Rühre das Gemüse immer wieder um, bis er vollständig mit der Tomatensauce bedeckt ist. Schneide gleichzeitig das Huhn in schmale Würfel.

Lege das Huhn in einen tiefen Kochtopf, verteile die Hühnerbrühe darüber und wirf die Tomaten dazu. Rühre das Huhn immer wieder, damit sich die Zutaten und das Gemüse gut vermischen. Drehe die Hitze niedriger und koche alles etwa eine Stunde. Das Gemüse und Huhn sollten gar sein, bevor du den Herd abdrehst. Garniere mit saurer Sahne und serviere!

Nährwertangabe pro Portion: Kcal: 291Protein:27g, Kohlenhydrate: 37g, Fette: 3g

20. Rindereintopf mit Oliven

Zutaten:

1kg Rinderhackfleisch

1 Zwiebel, geschält und gewürfelt

2 Chilipfeffer, fein gewürfelt und Kerne entfernt

3 Knoblauchzehen, zermahlen

2 TL Kümmel, gemahlen

2 EL Apfelweinessig

800g Feuer geröstete Tomaten

Salz zum Würzen

½ TL Zimt, gemahlen

Öl zum Braten

Als Garnitur:

¼ Tasse grüne Oliven

1 EL Rosinen

1 EL geröstete Mandeln

Zubereitung:

Erhitze etwa drei Esslöffel Öl bei mittlerer-hoher Hitze. Gib Knoblauch, Zwiebel und Chilipfeffer dazu. Brate sie etwa fünf Minuten an und würze mit Kümmel und Zimt. Vermische alles und Koche eine Minute mehr

Würze das Fleisch mit etwas Salz und lege es in eine Bratpfanne. Brate es einige Minuten und gib dann die anderen Zutaten dazu. Bringe sie zum Kochen und drehe die Hitze herunter. Lass alles etwa 10 Minuten köcheln.

Garniere mit grünen Oliven, gerösteten Mandeln und Rosinen.

Nährwertangabe pro Portion: Kcal: 521 Protein: 38g, Kohlenhydrate: 29,5g, Fette: 15g

21.   Roter Orangensalat

Zutaten:

Frischer Blattsalat, gewaschen

1 kleine Gurke in Scheiben

½ rote Paprika, in Scheiben

1 Tasse gefrorene Meeresfrüchte

1 Zwiebel, geschält und fein gewürfelt

3 Knoblauchzehen, zermahlen

¼ Tasse frische Orangensalat

5 EL natives Olivenöl extra

Salz zum Würzen

Zubereitung:

Erhitze 3 EL natives Olivenöl extra bei mittlere-hoher Stufe. Gib die gewürfelten Zwiebeln und den zermahlenen Knoblauch dazu. Brate beides etwa 5 Minuten. Drehe die Hitze herunter und gib 1 Tasse gefrorene Meeresfrüchte dazu. Lege den Deckel auf den Topf und koche den Inhalt etwa 15 Minuten, bis alles zart ist. Nimm den Topf vom Herd und lass den Inhalt abkühlen.

Vermenge in der Zwischenzeit das Gemüse in einer Schüssel. Füge die restlichen 2 EL Olivenöl, frischer Orangensalat und etwas Salz bei. Mische alles

Garniere mit Meeresfrüchten und serviere direkt.

Nährwertangabe pro Portion: Kcal: 286, Protein: 34,5g, Kohlenhydrate: 28g, Fette: 26g

22.   Magere Rinderrouladen

Zutaten:

1 Tasse Reis

500g Rinderhackfleisch

¼ Tasse fein gewürfelte Tomate

¼ Tasse fein gewürfelte rote Paprika

1 EL Tomatenmark

1 EL Chilipfeffer, gemahlen

1 Chilipfeffer, feine Scheiben

½ TL Salz

¼ TL Pfeffer

1 EL frische Limettensaft

1 Bund Blattkohl

1 Tasse Sahne zum Abschmecken

1 EL Butter

Zubereitung:

Koche kurz den Blattkohl (2 Minuten sollten ausreichen). Nimm ihn vom Herd und gieße das Wasser ab. Stelle ihn zur Seite.

Vermenge in der Zwischenzeit in einer großen Schüssel die Zutaten und vermische alles. Verwende 1 EL der Mischung für jede Roulade. Schmelze die Butter in einem tiefen Kochtopf und lege die Rouladen hinein. Gib etwa ¼ Tasse Wasser dazu, lege den Deckel auf den Topf und koche sie etwa30 Minuten bei mittlerer Hitze.

Serviere mit Sahne, Käse oder Joghurt.

Nährwertangabe pro Portion: Kcal: 151 Protein: 49g, Kohlenhydrate: 19,1g, Fette: 9g

23.   Koriander-Bohnen-Salat

Zutaten:

1 Tasse gekochte Bohnen

½ Tasse süßer Mais

3 Frühlingszwiebeln, gewürfelt

¼ kleine Chilipfeffer, fein gewürfelt

¼ TL Koriander

½ TL Rotweinessig

1 TL frischer Zitronensaft

3 EL natives Olivenöl extra

Eine Prise Salz

Zubereitung:

Vermenge in einer kleinen Schüssel Olivenöl mit Rotweinessig, frischem Zitronensaft, Koriander und einer Prise Salz. Vermische alles und würze mit den restlichen Zutaten.

Serviere!

Nährwertangabe pro Portion: Kcal: 151 Protein: 49g, Kohlenhydrate: 19,1g, Fette: 9g

24.   Chilisalat mit Peperoni

Zutaten:

1 Tasse weiße Bohnen

1 rote Paprika, gewürfelt

1 TL gemahlener Chilipfeffer

1 TL Petersilie, fein gewürfelt

1 EL Olivenöl

1 TL Zitronensaft

½ TL Meersalz

Zubereitung:

Wasche und schäle die Peperoni. Schneide sie in mundgerechte Stücke. Vermische sie in einer großen Schüssel mit den Bohnen und garniere mit Olivenöl, Zitronensaft und Salz. Serviere kalt.

Nährwertangabe pro Portion: Kcal: 95 Protein: 5,9g, Kohlenhydrate: 11,8g, Fette: 5g

25.   Hühnerbrust-Salat

Zutaten:

1 Stück Hühnerbrust, 0,5 cm dick, ohne Knochen und Haut

1 Tasse fein gewürfelter Blattsalat

Einige Spinatblätter

½ Tasse Bohnen, vorgekocht

1 EL frischer Limettensaft

1 TL gemahlenes Chili

1 EL Gemüseöl

Eine Prise Salz

Zubereitung:

Heize eine antihaftbeschichtete Bratpfanne bei mittlerer-hoher Stufe vor. Wasche das Fleisch und tupfe es mit Küchenpapier trocken. Brate es dann etwa 4-5 Minuten auf jeder Seite. Du kannst auch etwas Wasser zugeben, wenn nötig. Einige Esslöffel gleichzeitig sollten ausreichen, um den Prozess einfacher zu gestakten. Nimm die Pfanne vom Herd und schneide das Fleisch in mehrere Stücke.

Vermenge es dann mit den anderen Zutaten, vermische mit Gemüseöl, frischem Limettensaft und einer Prise Salz. Serviere.

Nährwertangabe pro Portion: Kcal: 189 Protein: 31g, Kohlenhydrate: 24g, Fette: 12g

26. Nördliche Bohnensuppe

Zutaten:

500g abgetropfte große Bohnen

¾ Tasse Zwiebeln, geschält und fein gewürfelt

½ EL Gemüseöl

½ EL Kümmel, gemahlen

½ EL Oregano, getrocknet

Salz und Pfeffer zum Würzen

4 Tassen Hühnerbrühe

1 Knoblauchzehe, zermahlen

500g Hühnerbrust, ohne Knochen und Haut

115g Dose grüner Chilis, gewürfelt

Zubereitung:

Gib die Bohnen in einen tiefen Kochtopf. Füge ausreichend Wasser bei, um die Bohnen damit zu bedecken, und bringe sie zum Kochen. Koche einige Minuten und nimm den Topf vom Herd. Lege den Deckel darauf und lass ihn einige Stunden ruhen, bis die Bohnen weich sind. Gieße das Wasser ab und spüle sie ab.

Erhitze etwas Öl in einer Bratpfanne. Füge die Zwiebel bei und brate sie etwas eine Minute. Gib dann die Bohnen, zermahlenen Knoblauch und Hühnerbrühe dazu. Senke die Hitze und koche alles etwa zwei Stunden.

Heize den Backofen auf 170°C vor. Verteile die Zutaten in eine Auflaufform und decke sie mit Alufolie ab. Backe sie etwa eine Stunde. Serviere warm.

Nährwertangabe pro Portion: Kcal: 111 Protein: 8,1g, Kohlenhydrate: 25,4g, Fette: 8g

27. Koriander-Linsen-Eintopf mit Karotten

Zutaten:

280g Linsen

1,5 EL Butter

1 mittelgroße Karotte, geschält und in Scheiben

1 kleine Kartoffel, geschält und gewürfelt

1 Lorbeerblatt

¼ Tasse Petersilie, fein gewürfelt

½ EL frische Koriander

Salz zum Abschmecken

Zubereitung:

Schmelze die Butter in einer mittelgroßen Bratpfanne. Gib die Karottenscheiben, die gewürfelte Kartoffel und Petersilie dazu. Vermische alles und brate etwa fünf Minuten.

Füge dann die Linsen, 1 Lorbeerblatt, etwas Salz und Koriander bei. Gieße etwa 4 Tassen Wasser hinein und bringe alles zum Kochen. Senke die Hitze, lege den Deckel darauf und koche den Inhalt, bis die Linsen weich sind.

Bestreue vor dem Servieren mit etwas Petersilie.

Nährwertangabe pro Portion: Kcal: 313 Protein: 36g, Kohlenhydrate: 42,1g, Fette: 28g

28.   Leichtes Frühlingsgemüse-Risotto

Zutaten:

1 Tasse Reis

½ Tasse grüne Bohnen, vorgekocht

2 mittelgroße rote Paprika, fein gewürfelt

1 mittelgroße Zucchini, in Scheiben

1 Stück Hühnerbrust, ohne Knochen und Haut

3 EL natives Olivenöl extra

½ TL Salz

Zubereitung:

Gib den Reis in einen tiefen Kochtopf. Füge 2 Tassen Wasser bei und bringe sie zum Kochen. Senke die Hitze und koche alles, bis das Wasser verdampft ist. Rühre gelegentlich um.

Rühre das Olivenöl, Salz, Zucchinischeiben, grüne Bohnen und Paprika unter. Füge eine Tasse Wasser bei und koche alles weitere 10 Minuten.

Erhitze in der Zwischenzeit eine antihaftbeschichtete Bratpfanne. Lege die Hühnerbrust hinein und gib den

Deckel darauf. Koche sie 15 Minuten, bis das Fleisch zart ist. Serviere mit Reis.

Nährwertangabe pro Portion: Kcal: 220 Protein: 8g, Kohlenhydrate: 45g, Fette: 3g

29. Süße Kürbis Suppe

Zutaten:

600g süßes Kürbisfleisch, gewürfelt

2 mittelgroße Zwiebeln, geschält und fein gewürfelt

1 Knoblauchzehe

1 rote Paprika, fein gewürfelt

1 EL frische Tomatensauce

½ EL Chilipulver

2 Lorbeerblätter

2 Tassen Rotwein

1 Tasse Wasser

1 TL Thymian, getrocknet

Salz und Pfeffer zum Abschmecken

Öl zum Braten

Zubereitung:

Erhitze etwas Öl in einer Bratpfanne und gib die gewürfelten Zwiebeln hinein. Brate sie zwei Minuten an und füge dann die fein gewürfelte rote Paprika,

Tomatensauce und Chilipulver bei. Brate weiter, bis die Paprika weich ist. Gib die restlichen Zutaten hinzu und bringe sie zum Kochen. Drehe die Hitze auf niedrige Stufe ab und koche alles etwa eine Stunde.

Nimm die Pfanne vom Herd und serviere.

Nährwertangabe pro Portion: Kcal: 130 Protein: 24g, Kohlenhydrate: 29g, Fette: 11g

30.   Mandelreis mit Bohnen

Zutaten:

3 EL Olivenöl

2 EL Gemüseöl

1 kleine Zwiebel, geschält und gewürfelt

3 Knoblauchzehen, zermahlen

800g Bohnen, vorgekocht

1 TL getrockneter Majoran

1 kleine Chilipfeffer, fein gewürfelt

3 EL Worcestershiresauce

120g geröstete Mandeln, gehackt

Eine Handvoll Kürbiskerne als Garnitur

1 Tasse gekochter Reis, als Beilage

Zubereitung:

Vermenge das Olivenöl mit Gemüseöl und erhitze es bei mittlerer-hoher Stufe. Gib die gewürfelte Zwiebel und Knoblauchzehen dazu. Brate sie 2-3 Minuten zusammen mit den anderen Zutaten an. Gib ¼ Tasse Wasser darauf und koche etwa 10 Minuten, bis das ganze Wasser verdampft ist.

Nimm den Topf vom Herd und lass es einige Zeit ruhen. Serviere mit Reis und garniere mit Kürbiskernen.

Nährwertangabe pro Portion: Kcal: 113 Protein: 17g, Kohlenhydrate: 35g, Fette: 16g

31.   Vegetarischer Erbseneitopf

Zutaten:

600g Erbsen, vorgekocht

1 mittelgroße Tomate, grob gewürfelt

1 mittelgroße Zwiebel, geschält und in Scheiben

2 große Karotten, geschält und in Scheiben

2 kleine Kartoffeln, geschält und gewürfelt

1 Selleriestange

Eine Handvoll Petersilie, fein gewürfelt

2 Knoblauchzehen, zermahlen

2 Lorbeerblätter

4 EL frische Tomatensauce

Olivenöl

Zubereitung:

Heize etwas Olivenöl bei mittlerer-hohe Hitze vor. Gib die gewürfelte Zwiebel und Knoblauch hinzu. Brate sie einige Minuten an und füge die Karottenscheiben, frisches Tomatenmark und fein gewürfelten Sellerie bei. Koche etwa zehn Minuten, rühre dabei gelegentlich um. Drehe die Hitze auf niedrige Stufe und gib die anderen Zutaten hinzu. Gieße etwa 4 Tassen Wasser hinzu und lege den Deckel darauf. Koche etwa 45 Minuten.

Serviere warm.

Nährwertangabe pro Portion: Kcal: 186 Protein: 22g, Kohlenhydrate: 38g, Fette: 23g

32. Würziges Brathuhn

Zutaten:

450g Hühnerschenkel

1 Tasse Gemüseöl

1 TL Cayennepfeffer

1 TL Salz

1 EL getrockneter Rosmarin, zermahlen

1 EL Chiligewürz

1 TL brauner Zucker

Zubereitung:

Vermenge die Gewürze mit Gemüseöl. Wasche das Huhn und trockne es ab. Lege es in der Mischung ein. Stelle es etwa eine Stunde in den Kühlschrank.

Heize den Backofen auf 160°C vor.

Verwende etwas von der Marinade um die Backform einzufetten. Lege die Hühnerschenkel mit der Hautseite nach oben hinein und decke mit Alufolie ab.

Brate es etwa eine Stunde und entferne dann die Folie. Gib es erneut in den Backofen und brate es für weitere 15 Minuten.

Nährwertangabe pro Portion: Kcal: 350 Protein: 51g, Kohlenhydrate: 0g, Fette: 15g

33.　Orangen-Rucola-Salat mit geräucherter Pute

Zutaten:

310g Rucola, geputzt

310g Feldsalat, geputzt

310g Kopfsalat, geputzt

230g geräucherte Putenbrust, gewürfelt in mundgerechte Stücke

2 große Orangen, geschält und in Scheiben

Für Dressing:

¼ Tasse Griechischer Joghurt

3 EL Zitronensaft

1 TL Apfelweinessig

¼ Tasse Olivenöl

Zubereitung:

Vermenge das Gemüse in einer großen Schüssel. Gib die Putenbrust dazu und mische gut. Gib nun die Orangenscheiben dazu und stelle sie zur Seite.

Gib den griechischen Joghurt in einer kleinen Schüssel. Füge Zitronensaft, Apfelwein und Olivenöl bei. Verrühre alles gut.

Träufle über den Salat und serviere.

Nährwertangabe pro Portion: Kcal: 271, Protein: 25,3g, Kohlenhydrate: 21,8g, Fette: 7,5g

34.   Avocado Detox-Smoothie

Zutaten:

½ Avocado, geschält und grob gewürfelt

1 Banane, geschält und gewürfelt

Eine Handvoll Babyspinat, geputzt

1 EL Honig

1 TL Kurkuma, gemahlen

1 EL Leinsamen, gemahlen

1 EL Gojibeeren

Zubereitung:

Gib die Zutaten in einen Mixer und vermische 20 Sekunden.

Serviere kalt.

Nährwertangabe pro Portion: Kcal: 298, Protein: 4,2g, Kohlenhydrate: 35,6g, Fette: 0,9g

35.   Süßer Melonensalat mit Haselnüssen

Zutaten:

55g geröstete Haselnüsse, gewürfelt

450g Melone, in mundgerechte Stücke geschnitten

310g frischer Rucola, geputzt

140g frische Himbeeren

Dressing:

310g frische Himbeeren

3 EL frischer Limettensaft

1 EL Vanillezucker

3 EL Haselnussöl

Zubereitung:

Vermenge die Melone, Rucola, Himbeeren und Haselnüssen in einer großen Schüssel.

Gib die Zutaten für das Dressing in eine Küchenmaschine. Vermische alles und träufle über den Salat.

Serviere kalt.

Nährwertangabe pro Portion: Kcal: 87, Protein: 0,8g, Kohlenhydrate 15,3g, Fette: 0,4g

36. Marinierte Putenbrust

Zutaten:

450g Putenbrust, ohne Knochen und Haut

1 EL Olivenöl

4 Knoblauchzehen

2 EL Apfelweinessig

5 EL frische Petersilie, fein gewürfelt

1 TL Oregano

½ TL Salz

Zubereitung:

Wasche und tupfe das Fleisch trocken. Stelle es zur Seite.

Vermenge die restlichen Zutaten in einer großen Schüssel. Lege das Fleisch hinein und mariniere es etwa eine Stunde.

Heize eine Bratpfanne vor und brate das Fleisch etwa zehn Minuten auf jeder Seite. Eine gute Idee ist es, wenn du etwas von der Marinade beifügst – etwa ein Esslöffel sollte ausreichen.

Serviere direkt im Anschluss.

Nährwertangabe pro Portion: Kcal: 131, Protein: 21,4g, Kohlenhydrate 3,7g, Fette: 3,5g

37.   Ofen geröstete Bohnen

Zutaten:

800g Bohnen, vorgekocht

1 große Zwiebel, geschält und fein gewürfelt

2 Frühlingszwiebeln, fein gewürfelt

3 Knoblauchzehen, zermahlen

2 Karotten, geschält und in Scheiben

2 EL gemahlenes Chili

1 EL gemahlene Kurkuma

Zubereitung:

Heize den Backofen auf 170°C vor.

Vermenge die Zutaten in einer Kasserolle. Gib etwa drei Tassen Wasser dazu und mische gut. Backe etwa 30 Minuten.

Nährwertangabe pro Portion: Kcal: 180 Protein: 24g, Kohlenhydrate: 32g, Fette: 21g

38.   Süßes Maisquinoa mit Limettensaft

Zutaten:

2 EL Olivenöl

2 Knoblauchzehen, zermahlen

1 Jalapeño Chilipfeffer, fein gewürfelt

1 Tasse Quinoa

1 Tasse grüne Bohnen, vorgekocht

1 mittelgroße Tomate, fein gewürfelt

1 Tasse süßer Mais

1 TL Cayennepfeffer

1 Avocado, geschält und entkernt

1 Limette, entsaftet

Eine Handvoll frischer Koriander

Salz und Pfeffer zum Abschmecken

Zubereitung:

Erhitze das Olivenöl bei mittlerer Stufe. Gib den fein gewürfelte Jalapeño Chilipfeffer und Knoblauch hinzu. Brate sie etwa eine Minute an.

Gib dann die Quinoa, grüne Bohnen, fein gewürfelte Tomate, Mais und Chilipulver hinzu. Senke die Hitze und lege den Deckel darauf. Koche etwa 20 Minuten.

Reinige in der Zwischenzeit die Avocado und würfle sie in mundgerechte Stücke. Vermenge mit Limettensaft und frischem Koriander. Gib alles zu der Mischung und serviere.

Nährwertangabe pro Portion: Kcal: 374 Protein: 31g, Kohlenhydrate: 64g, Fette: 28g

39. Zitronen Frühlingssalat

Zutaten:

1 kleine Zwiebel, geschält und fein gewürfelt

2 mittelgroße Tomaten, gewürfelt

1 Tasse frische Koriander, fein gewürfelt

2 Tassen Thunfisch, abgetropft

1 mittelgroße Limette, entsaftet

¼ TL Meersalz

1/8 TL frisch gemahlener schwarzer Pfeffer

Zubereitung:

Vermenge die Tomaten, Käse, Zwiebeln und Koriander in einer großen Schüssel. Rühre den Limettensaft unter und mische alles gut.

Schneide den Thunfisch in kleine Stücke und würze mit Salz und Pfeffer. Gib alles in eine Schüssel.

Mische alles, bis die Zutaten gleichmäßig verteilt sind und serviere.

Nährwertangabe pro Portion: Kcal: 165, Protein: 2,1g, Kohlenhydrate 17,5g, Fette: 11,2g

40. Leichtes Roggenbrot

Zutaten:

1 Tasse Weizenmehl

1 Tasse Roggenmehl

½ Tasse Allzweckmehl

2 TL trockene Hefe

1 ½ Tasse warmes Wasser

2 EL natives Olivenöl extra

1 EL Honig

1 TL Salz

¼ Tasse Leinsamen

Zubereitung:

Vermenge alle trockenen Zutaten in einer großen Schüssel. Gib nach und nach warmes Wasser dazu, rühre mit einem elektrischen Mixer auf höchster Stufe um. Füge den Honig bei und mixe alles erneut, bis du einen geschmeidigen Teig erhältst.

Forme das Brot und decke es mit einem Küchenhandtuch ab. Lass es etwa eine Stunde bei Raumtemperatur ruhen.

Heize den Backofen auf 170°C vor.

Gib das Brot in eine Auflaufform und backe es 45 Minuten.

Lass es vor dem Servieren abkühlen.

Nährwertangabe pro Portion: Kcal: 83, Protein: 3,2g, Kohlenhydrate 15,4g, Fette: 1,2g

WEITERE WERKE DES AUTORS

70 Effective Meal Recipes to Prevent and Solve Being Overweight: Burn Fat Fast by Using Proper Dieting and Smart Nutrition

By

Joe Correa CSN

48 Acne Solving Meal Recipes: The Fast and Natural Path to Fixing Your Acne Problems in Less Than 10 Days!

By

Joe Correa CSN

41 Alzheimer's Preventing Meal Recipes: Reduce or Eliminate Your Alzheimer's Condition in 30 Days or Less!

By

Joe Correa CSN

70 Effective Breast Cancer Meal Recipes: Prevent and Fight Breast Cancer with Smart Nutrition und Powerful Foods

By

Joe Correa CSN

www.ingramcontent.com/pod-product-compliance
Lightning Source LLC
Chambersburg PA
CBHW051036030426
42336CB00015B/2908